AF335819

MÉMOIRES ET TRAVAUX

Du Docteur CAULET

RÉUNIS EN 1910

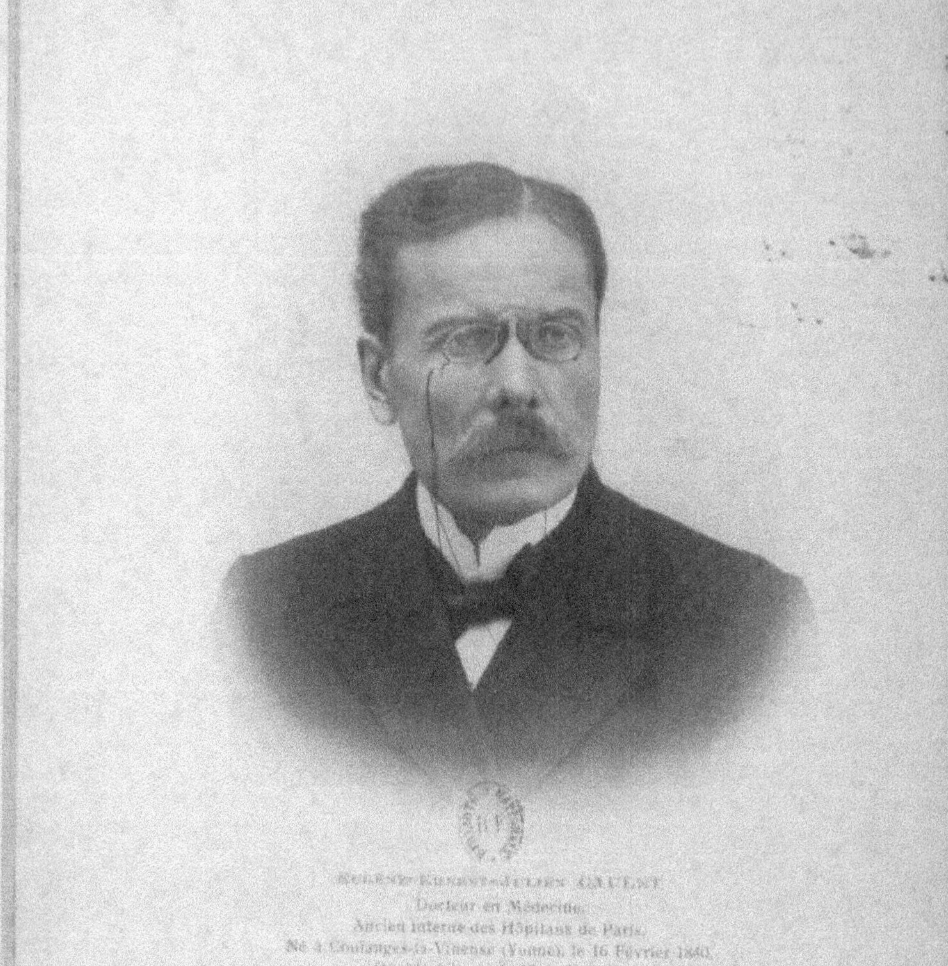

Eugène-Edmond-Jules GAULT

Docteur en Médecine,

Ancien interne des Hôpitaux de Paris,

Né à Coulanges-la-Vineuse (Yonne) le 16 Février 1840,

Décédé à Paris, le 18 Août 1907

REMARQUES

SUR

L'ACTION SÉDATIVE IMMÉDIATE

DES

SOURCES FERRUGINEUSES

DE

FORGES-LES-EAUX

(SEINE-INFÉRIEURE)

DANS QUELQUES AFFECTIONS NERVEUSES

1868.

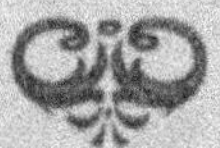

PARIS

SOCIÉTÉ FRANÇAISE D'IMPRESSIONS

200, QUAI JEMMAPES, 200

—

1911

REMARQUES

SUR L'ACTION SÉDATIVE IMMÉDIATE

DES

SOURCES FERRUGINEUSES

DE

FORGES-LES-EAUX

(Seine-Inférieure)

DANS QUELQUES AFFECTIONS NERVEUSES

Ferrum moderator nervorum.

Dès les premiers temps de notre observation à l'établissement thermal de Forges-les-Eaux, nous avons été frappé de la rapidité avec laquelle se produit, chez les sujets soumis à la cure, un ensemble de phénomènes que nous n'étions pas habitués, jusque-là, à rencontrer sur les malades traités par les ferrugineux. Parallèlement au développement de ces phénomènes, qui manifestent la présence et l'action dans l'économie d'un modificateur puissant, nous remarquions, dans les symptômes de différentes maladies nerveuses, une atténuation, une sédation presque immédiate, que nous n'avions pas encore obtenue ni demandée du reste, à l'emploi des martiaux.

Bien que cette action calmante du fer sur certains troubles nerveux ne soit pas une chose nouvelle, comme elle est, en général, peu connue, et du moins en France aujourd'hui peu recherchée ; comme d'ailleurs elle constitue un des traits les plus saillants des effets curatifs des eaux de Forges, nous avons pensé qu'il ne serait peut-être pas inutile et sans intérêt d'appeler sur elle l'attention des médecins.

On a noté depuis longtemps, en effet, que les préparations martiales exercent réellement une action toute spéciale sur le système nerveux, et, sans y rattacher la vertu anti-

fébrile attribuée à certains ferrugineux (le sulfate de fer
par exemple, qu'un bon auteur, Marc, regardait comme
aussi efficace à la dose de 4 grammes que le quinquina), on
sait qu'en Angleterre, depuis les travaux de Hutchinson
(1820), l'emploi du carbonate de fer à hautes doses est devenu un traitement vulgaire, banal du tic douloureux et même de toutes les névralgies indistinctement ; son action est
alors rapprochée de celle du sulfate de quinine et de l'arsenic ; et telle est la confiance que les médecins anglais ont en
la puissance de cet agent, qu'ils n'ont pas craint de l'employer comme sédatif à des doses énormes (1), contre les
affections les plus graves du système nerveux. En Italie,
Giacomini qui fait du fer un agent hyposthénisant, insiste
sur son action spéciale sur le système nerveux, et ses tra-
ducteurs nous apprennent que son opinion, d'abord vive-
ment combattue, n'a pas tardé à être généralement adoptée.

En France, les succès du carbonate de fer dans les névralgies ont été communément expliqués par l'état anémique du
sujet, bien que Valleix (1) après avoir analysé les observations de Hutchinson, ait gardé la conviction « que ses succès ne s'expliquent pas parfaitement par l'existence d'une
chlorose, » et si quelques auteurs avec P. Bérard (2) préco-
nisent encore le carbonate de fer à hautes doses, comme remède recommandable dans le tic douloureux, c'est seulement comme antipériodique et pour le cas de névralgies in-
termittentes où le sulfate de quinine n'a pas réussi. Bref,
l'on ne saurait nier que les propriétés *hémo-poïétiques* du
fer n'aient fait quelque tort à ses autres vertus et qu'en général, dans le traitement de maux de nerfs, l'indication des
martiaux ne se tire guère que de l'état général, et principa-
lement de l'altération concomitante du sang, anémie, chlo-

---

(1) Comme exemple de ces exagérations nous citerons l'observation sui-
vante : « un sujet tétanique offrait le pouls à 100 pulsations par minute ;
on lui a fait prendre rien moins qu'un demi-kilogramme de fer dans une
journée ; le pouls est descendu à 70 et il en est résulté une amélioration
très notable des douleurs. La même dose ayant été répétée le jour suivant
fit disparaître complètement le tétanos et réduisit le pouls à 65. Elliotson
cessa alors l'usage du fer, mais les accidents tétaniques ont reparu. Il est
revenu à la dose ci-dessus de carbonate de fer et la guérison a eu lieu au
bout d'une semaine » (Annales d'Omodéi, 1834. Citation prise dans Giacomini)

(1) Guide du médecin-praticien. Edition Racle et Lorain, 1860, t. I, p. 662

(2) Dict. en 30 vol., art. Névral. faciale, t. XII, p. 581.

rose. On fait une médication indirecte, on s'adresse aux propriétés sanguifiantes du fer, et nul ne songe à lui demander une action sédative directe, immédiate, qu'on obtiendrait plus aisément et plus sûrement par quelque autre moyen.

Nous allons montrer par quelques observations avec quelle facilité, quelle rapidité, on peut arriver, par l'emploi des eaux minérales, à cette action spéciale sur le système nerveux qu'on a tant de peine à obtenir des préparations pharmaceutiques, par de hautes doses et au prix de tant d'inconvénients.

Observation I

Dyspepsie et gastralgie depuis sept ans ; vomissements nerveux depuis vingt-deux mois ; insuccès des différents moyens employés contre ces accidents : hygiéniques, médicamenteux, voyages, bains de mer ; amélioration immédiate et guérison par les eaux de Forges. .. .. ..

Mlle N., de Paris, âgée de 22 ans, mère morte phthisique, le père et la sœur sont bien portants. Cette jeune fille a toujours vécu dans de bonnes conditions hygiéniques. Les règles ont paru vers l'âge de 15 ans, sans douleur, et ont été longtemps irrégulières, ne revenant que tous les deux à trois mois. Elle n'a jamais présenté le syndrome de la chlorose franche ; mais, depuis l'époque de la puberté, elle est sujette à de grands maux d'estomac. C'étaient d'abord des gastralgies simples, dont les accès, plus ou moins intenses, revenaient irrégulièrement aux différents moments du jour, puis les digestions se dérangèrent, devinrent pénibles, chaque repas étant l'occasion d'un nouvel accès. Enfin, il y a vingt-deux mois, pendant la grave maladie dont mourut sa mère, elle fut prise de vomissements après le manger. Ces vomissements, qui persistent encore, viennent peu de temps après le repas ; il est rare qu'ils manquent, ils sont précédés par quelque malaise local, poids à l'estomac, tiraillements ou crampes, puis subitement, presque tous les aliments sont rejetés, la malade est soulagée et la digestion du peu qui reste se fait assez bien. Lorsque par exception, la malade ne rejette pas ainsi son repas, elle est très souffrante

pendant plusieurs heures. Malgré la persistance de ces accidents, cette jeune fille a longtemps conservé son embonpoint et ses forces, mais depuis plusieurs mois, à la suite
des frayeurs et de l'inquiétude causées par l'épidémie de
choléra, elle a considérablement dépéri.

A son arrivée à Forges, dans les premiers jours d'Août
1866, elle présente l'état suivant : maigreur et pâleur prononcée ; anémie bien caractérisée ; essoufflement et battements de cœur à la moindre marche ; souffle dans les vaisseaux du cou. Elle vomit régulièrement après chaque repas ;
néanmoins l'appétit est conservé, la langue nette, et elle a
plaisir à manger ; pas de constipation ; urines normales :
pas de myodynie épigastrique dans l'intervalle des accès
de douleur. Les règles viennent toutes les quatre semaines et
coulent assez abondamment pendant quatre ou cinq jours.
Malgré sa grande faiblesse et son dépérissement, cette jeune fille conserve toute sa gaieté.

Contre ces accidents, cette jeune fille a tout fait, dit-elle.
Depuis sept ans, elle a suivi, et bien suivi les traitements de
plusieurs médecins, entre autres de M. Axenfeld. Ferrugineux sous diverses formes, toniques, stimulants, alcalins,
absorbants, stupéfiants, etc. ; moyens hygiéniques, régime
alimentaire diversement ordonné, séjour à la campagne,
bains de mer, rien n'a pu procurer une amélioration durable,
et depuis vingt-deux mois, elle ne souvient pas d'avoir passé
quinze jours de suite sans souffrir et sans vomir ; aussi n'a-
t-elle plus guère confiance en les ressources de l'hygiène et
de la médecine ; elle regarde les quelques améliorations très
passagères qu'elle a éprouvées, pendant différents traitements, comme de simples coïncidences, et, l'année dernière,
étant venue à Forges, elle jugea inutile d'y prendre les
eaux.

Cette fois, elle a fait régulièrement une cure de vingt et un
jours ; elle a bu chaque matin quatre doses d'eau minérale,
de la source Reinette d'abord, puis de la Cardinale. Ces
eaux ont été bien supportées, et leur action sur les troubles
gastriques immédiate. *Dès le premier jour, les vomissements
ont complètement cessé, et les douleurs d'estomac notable-
ment diminué*. Peu à peu, celles-ci et la difficulté de digérer
disparurent. Avec les bonnes digestions revinrent la cou-

leur et les forces ; dès la deuxième semaine, cette jeune fille
qui, au début, pouvait à peine gagner à pied l'établissement
faisait des promenades à la campagne ; vers la fin de la
cure, elle faisait sans fatigue des excursions de trois lieues.
Je la considérais comme tout à fait guérie, lorsque, sur la
fin de la saison, un soir, après souper, riant « comme une
folle », dit-elle, il lui arriva tout à coup et sans qu'aucune
douleur à l'estomac ait précédé, de rendre son repas. Cet
accident se reproduisit le lendemain dans les mêmes circonstances ; je l'engageai à éviter les excès de gaieté après
les repas, et jusqu'à son départ elle ne vomit plus. Bref, elle
quitta Forges en très bon état de santé. Nous avons appris,
en janvier 1867, d'une parente de Mlle N., que cette grande
amélioration s'était maintenue. Cependant les vomissements
revenaient encore quelquefois, mais de loin en loin, d'une
façon accidentelle et sans aucune continuité. Tout récem-
ment, en mars 1868, la même personne nous disait que ces
accidents ont enfin cessé de se reproduire, et que, depuis
longtemps, Mlle N., se considère comme parfaitement guérie

Réflexions. — Il nous semble difficile d'admettre que la
cessation des vomissements et l'amélioration des symptômes
dyspeptiques qui ont immédiatement suivi l'emploi des eaux
de Forges, soient une coïncidence. Encore moins pourrait-
on rapporter ce mieux au déplacement, au changement d'air
notre malade a souvent voyagé ; elle est même venue à Forges l'année précédente, vers le même moment. Pour nous.
nous voyons là un exemple incontestable de l'*action sédative
spéciale des eaux de Forges sur le système nerveux.* Remar-
quons que les martiaux avaient déjà été employés plusieurs
fois sans grand succès, notamment par M. Axenfeld qui s'é-
tait servi du proto-iodure de fer.

Observation II.

*Dyspepsie et gastralgie développées pendant le cours
d'un traitement par l'iodure de potassium ; diarrhée ; accidents névropathiques ; névralgie générale ; amélioration
immédiate sous l'influence des eaux de Forges.*

A. B..., de Paris, 30 ans environ célibataire, très vigou-
reusement constitué, ayant toujours vécu dans l'aisance

et su éviter les excès. Sa santé a été excellente jusqu'en 1863, époque où il contracta la vérole qui fut très intense, et dont le traitement, dirigé par M. Ricord, nécessita pendant deux ans, l'emploi des mercuriaux, et pendant une troisième année, celui de l'iodure de potassium. Le mercure fut très bien supporté, mais il n'en fut pas de même du sel iodé, et c'est à cette action que A. B... rapporte tous ses maux. Dès les premières doses, en effet, l'estomac manifesta son intolérance par des symptômes d'irritation. Ces accidents, loin de se calmer par l'usage, ne firent qu'augmenter ; chaque prise provoquait de vives ardeurs d'estomac ; peu à peu les digestions, jusque-là parfaites, se dérangèrent, la gastralgie devint incessante et la diarrhée s'établit. Force fut bien d'interrompre le traitement ; malheureusement les troubles gastro-intestinaux n'en continuèrent pas moins ; depuis un an notre malade ne digère plus rien, dit-il ; l'aliment le plus léger provoque immédiatement de nouvelles douleurs et un malaise, une agitation qui durent plusieurs heures ; il a chaque jour plusieurs selles liquides. Depuis deux mois, ces accidents se sont considérablement aggravés, l'appétit a disparu, la diarrhée augmenté, 6 à 8 selles par jour ; plusieurs fois dans les vingt-quatre heures, la douleur gastrique s'exaspère et devient le point de départ d'une crise névralgique générale, pendant laquelle le malade ressent des élancements douloureux dans les différents nerfs de la tête, dont il indique fort bien le trajet avec le doigt ; dans ceux du tronc et des membres, jusqu'au bout des pieds et des doigts ; des points douloureux le long du rachis ; en même temps vive anxiété et sentiment de mort prochaine. Je l'ai vu dans un de ces accès, le pouls calme, la peau baignée de sueur, et dans un état presque syncopal. Insomnie absolue, il ne dort ni jour ni nuit, il n'a jamais faim, et comme d'ailleurs les aliments les plus légers augmentent ses souffrances et sa diarrhée, il ne vit plus que de bouillons et de soupes à l'oseille. Il n'est pas obligé de garder le lit, mais il reste des semaines sans quitter l'appartement.

Ces longues souffrances ont enfin retenti sur son caractère ; il est devenu triste, inquiet, pusillanime, hypochondriaque ; depuis le retour de l'épidémie de choléra (1866),

il tremble à tout instant ; chaque colique, chaque selle lui
fait croire qu'il devient la proie du fléau. La vue des gens
heureux lui est odieuse, et il m'avoue en pleurant que le
spectacle du bonheur de son frère, avec lequel il vit, et qui
est sur le point de se marier, lui était tellement insuppor-
table qu'il l'a décidé, tout faible qu'il est, à quitter Paris.
Telle est l'histoire de ce malade ; son visage amaigri exprime la souffrance ; néanmoins, en l'examinant au lit,
nous le trouvons bien moins décharné que la misère de sa
figure ne nous l'avait fait supposer. Les masses musculaires ont conservé un certain volume ; cependant, dit-il,
il n'est plus que l'ombre de lui-même. Absence de manifes-
tation actuelle de la syphilis. Pas de lésion organique ; nous
trouvons à l'épigastre, sur le côté gauche du thorax et dans
le dos, plusieurs point d'hyspéresthésie musculaire, les
deux derniers latents et ne se révélant qu'à la pression. La
douleur continuelle que le malade ressent au creux de l'estomac est le fait d'une myosalgie des grands droits de l'ab-
domen à leur attache supérieure. C'est de ce point que semblent partir les élancements dans les crises névralgiques
dont nous avons parlé. Langue nette, urine normale. Le malade paraît n'avoir éprouvé aucun soulagement des différents traitements qu'il a suivis ; il n'en a retiré, dit-il, que du
mal, et dans ces derniers temps, il recevait les soins d'un
homœopathe.

Le traitement hydro-minéral commencé le 8 août 1866,
a duré jusqu'au 30, le malade a pris presque exclusivement
l'eau de la source Reinette, la plus faible ; à la dose de trois
demi-verres (300 à 600 gr.). Contrairement à ce qu'on observe d'ordinaire, les effets physiologiques ont été à peu
près nuls, mais le résultat thérapeutique a été surprenant.
Dès le deuxième jour, ce malade qui depuis longtemps
avait une inappétence absolue, ne vivait depuis six semaines que de soupes et de bouillons, mangeait sa cotelette
et la digérait sans souffrance, la diarrhée était supprimée ;
peu à peu les crises névralgiques diminuèrent d'intensité
et dès la fin de la première semaine, cessèrent de se montrer. Il n'avait plus ce mal continuel au creux de l'estomac
et, n'étant plus que faible, se trouvait guéri. Pendant la
deuxième semaine, tourmenté par un appétit insatiable et

mangeant outre mesure, il eut deux violentes indigestions qui n'eurent pas de suites, et ne se renouvelèrent plus, dès que, sur ma recommandation il eut mis quelque modération à ses repas. Bientôt il eut retrouvé toute sa vigueur et pouvait faire à pied et sans fatigue de longues excursions à la campagne. Lorsqu'il quitta Forges, il avait bonne mine ; il ne restait comme symptômes morbides, que les trois points de myosalgie épigastrique, thoracique et rachidienne gauches, mais tous les trois parfaitement latents.

Nous avons revu M. B... en octobre 1867, il arrivait de Cauterets où il avait été faire la cure dans l'espoir de se débarrasser d'un enrouement chronique, dernier vestige de la syphilis ; mais il n'avait pu supporter le traitement sulfureux, et revenait à Forges *par reconnaissance*. Il se plaignait aussi d'accidents dyspeptiques, faciles à éviter par le régime ; à part cela, il était tout à fait bien portant.

OBSERVATION III

Toux datant de huit mois; cachexie; état nerveux, insomnie; inappétence complète; amélioration immédiate sous l'influence des eaux de Forges.

Mme F..., âgée de 45 ans environ, quitte Amiens pour venir à Forges dans la première semaine de juin 1866, au milieu de l'épidémie de choléra. Cette femme a eu toute sa vie une grande facilité à contracter des rhumes, et depuis le commencement de l'hiver dernier, elle souffre d'une bronchite intense dont aucun traitement n'a pu la débarrasser et qui l'épuise. Cette femme, en outre, est très nerveuse, très impressionnable ; depuis quelque mois, elle a perdu l'appétit et le sommeil, et elle était déjà fort affaiblie, lorsqu'il y a cinq ou six semaines, éclata sur Amiens, l'épidémie de choléra. Depuis cette époque, elle n'a plus eu un seul instant de repos. Pleine d'inquiétude pour les siens, tremblant à tout moment pour sa vie, elle tomba dans un état d'épuisement et d'agitation nerveuse tels que son médecin jugea urgent de l'éloigner de la ville.

Cette femme au visage amaigri, souffreteux, a tout l'aspect d'une phthisique au troisième degré. Elle porte sur sa figure un masque d'une teinte bronzée foncée, semblable à celle que prennent certains ictères de longue durée. C'est là simplement une éphélide, les sclérotiques sont d'un blanc mat et le reste de la peau a la coloration normale. Depuis cinq ans et à la suite d'un accident, chute de voiture, les règles, jusque-là régulières, ont cessé de paraître. Actuellement, elle a une toux quinteuse, sèche, très fatiguante ; la poitrine examinée avec grand soin et à plusieurs reprises, la malade étant déshabillée et au lit, nous a toujours paru saine. Nous n'avons du moins constaté rien d'anormal à l'auscultation et à la percussion. Battements de cœur très fréquents, incommodes, venant par accès à la moindre émotion, léger souffle anémique à la base du cœur. Inappétence absolue, dégoût pour toute espèce d'aliment ; la malade ne mange, dit-elle, que par raison. Fonctions alvines régulières ; la digestion du peu qui est ingéré se fait bien. Depuis fort longtemps les jambes sont enflées le soir, et depuis un mois cet œdème ne disparaissait plus par le repos de la nuit. Urines normales. Cette femme est extrêmement faible, essoufflée à la moindre marche ; c'est à grand peine qu'elle fait à pied les 300 pas qui sépare son hôtel de l'établissement ; mais ce dont elle se plaint le plus, c'est de l'agitation nerveuse ; le moindre bruit, dit-elle, la fait tressaillir, la remplit d'épouvante ; aussitôt sa respiration devient courte, haletante, elle étouffe, le cœur bat violemment ; la voix manque et il lui semble qu'elle va mourir ; la nuit est pour elle un supplice, elle ne ferme pas l'œil un seul instant et ne fait que se retouner dans son lit ; la toux est bien plus fréquente, plus quinteuse que le jour : mais ce n'est pas là la cause de l'insomnie qui persiste dans les moments où la toux est calmée. Cependant, il ne paraît pas y avoir de fièvre, pas de chaleur ni de sueur, pas de soif, et les urines du matin sont naturelles.

Cette malade a été bien soignée, mais les différents moyens employés, émollients, balsamiques, amers, révulsifs, sédatifs, etc., n'ont pas produit de bons résultats. Je l'engage à se reposer quelques jours, avant de se mettre à l'usage des eaux, lui prescrivant pour traitement l'application renouvelée chaque soir au moment du coucher d'un sinapisme entre les deux épaules. Cependant ses folles frayeurs, son inquiétude, se calment peu. La malade n'a

plus peur pour elle et se sent plus forte pour supporter l'ab
sence de son mari, que ses fonctions publiques ont obligé à
repartir de suite pour Amiens. Elle ne s'affecte pas de l'ac
cueil glacial de ses compagnons d'hôtel qui, la sachant venir
d'une ville infestée du choléra, et effrayés de sa mine mal
heureuse de son teint bronzé, n'osent approcher d'elle. La
toux devient moins quinteuse, moins obsédante, mais per
siste, ainsi que le malaise, l'agitation nerveuse, l'insomnie
et l'inappétence absolues. Le sixième jour de son arrivée à
Forges, elle commence le traitement thermal qui a duré une
saison et demie (près de cinq semaines) et a été très bien
supporté.

Voici quels en ont été les effets thérapeutiques. Dès les
premiers jours, diminution sensible de l'éréthisme nerveux,
surtout pendant la nuit où la malade s'assoupit et goûte
quelques instants de repos. Dès la fin de la semaine, le
sommeil était revenu, ainsi que l'appétit : la toux était as
sez calmée pour permettre d'ordonner les bains ferrugi
neux (un tous les deux jours). Peu à peu les différents symp
tômes nerveux, les palpitations se calmèrent, puis dispa
rurent ; l'appétit devint excessif et les digestions res
tèrent bonnes, malgré la grande quantité d'aliments
ingérés. La toux cessa presque entièrement Il persis
ta cependant une toux sèche, brève, nreveuse, et même
revenant à de rares intervalles, quelques petits accès quin
teux. Les forces ne tardèrent pas à renaître. L'œdème des
extrémités se dissipa pour ne reparaître qu'au soir et seu
lement les jours de longues promenades. La malade prit des
chairs ; le bruit de souffle cardiaque disparut ; la teinte
bronzée de son masque devint moins foncée, bien qu'aucun
traitement spécial n'eût été dirigé de ce côté, et lorsqu'elle
quitta Forges, elle se trouvait en bonne santé et à peu près
méconnaissable.

Les trois observations que nous venons de rapporter pa
raissent entachées d'une même cause d'erreur. Il s'agit, en
effet, de malades venant tous d'un endroit infesté du cholé
ra et ayant fortement ressenti le mal de la peur. Mais, en
admettant, ce qui est fort vraisemblable, que la *choléro-
phobie* ait pu produire quelque nouvel accident et en aggra
ver d'autres, il nous semble impossible, d'après le fait de

l'antériorité de la maladie et d'après les détails de chaque observation, de ne pas attribuer à l'action curative des eaux de Forges la plus grande partie du résultat obtenu. Les observations qui suivent ne sont, d'ailleurs, pas passibles des mêmes objections.

OBSERVATION IV

Névralgie générale; amélioration immédiate, puis guérison par les eaux de Forges.

M⁣ᵉ ***, âgée de 16 ans, brune, au teint fortement coloré, aux lèvres très roses, vivant dans l'aisance et dans d'excellentes conditions hygiéniques, s'est toujours bien portée jusqu'au commencement de cette année ; l'évolution pubère s'est faite aisément ; les règles sont venus abondantes, sans douleur et régulières dès les premières apparitions ; depuis cinq à six mois, sans cause connue, sa santé s'est dérangée; l'appétit est devenu capricieux, les digestions difficiles ; elle a des maux d'estomac, des douleurs au dos, des battements de cœur. Les règles coulent plus fort et plus longtemps, huit jours au lieu de cinq, et s'accompagnent de quelques légers maux de reins ; mais, bien loin que cette époque soit pour elle une période de malaise, elle observe que c'est toujours alors qu'elle est le mieux disposée, et maintenant c'est le seul moment du mois où tous les accidents qu'elle éprouve disparaissent, au point qu'elle se retrouve tout à fait bien. Depuis trois mois, elle est sujette à des douleurs névralgiques, qui d'abord légères, localisées et passagères, ont peu à peu augmenté d'intensité et d'étendue, au point de devenir menaçantes et tout à fait insupportables. Au début, c'était un chatouillement, des élancements dans le côté droit de la langue, puis dans les gencives et les différentes branches de la cinquième paire. La douleur d'abord passagère, est devenue continue avec des exacerbations, puis elle s'est étendue à d'autres nerfs, et aujourd'hui, dans les paroxysmes, la névralgie est vraiment générale. En effet, dans ces accès, la douleur qui part toujours du bord droit de la langue envahit vite les différents troncs de la tête, puis s'irradie le long des membres supérieurs et inférieurs jusqu'au bout des doigts et des pieds ;

en même temps, il se manifeste des points douloureux tout le long du dos, à l'estomac, aux côtés. Durant ces crises la jeune fille se roidit et éprouve quelques secousses tétaniques, contractions musculaires que rien ne permet de rattacher à une attaque convulsive d'hystérie et qui sont du même ordre que celles observées dans le tic douloureux dans la sciatique. Ces accès durent près d'une demi-heure, et depuis un mois se renouvellent quatre ou cinq fois par jour. Notons enfin que cette jeune fille bien que ne présentant pas les symptômes de l'hystérie vaporeuse, a déjà eu quelques accidents dits hystériques, quelques accès d'étouffement, avec anxiété épigastrique, battements de cœur, sentiment de strangulation, difficulté de la déglutition, puis sanglots, pleurs et, une ou deux fois, quelques mouvements spasmodiques, mais jamais d'attaque convulsive proprement dite. Du reste, ces accès ne se sont encore montrés que cinq ou six fois. Depuis quelques jours, l'épigastralgie est très intense et continue, l'inappétence absolue, l'insomnie complète, même en dehors des accès névralgiques. Comme je l'ai dit, cette jeune fille est fortement colorée, ses lèvres sont très roses, mais la peau qui les entoure présente une pâleur, une teinte légèrement jaunâtre significative ; à cela près, elle n'a pas l'air malade et ne paraît pas avoir maigri.

Je constate un léger bruit de souffle anémique au cœur, de la myodynie épigastrique. Absence de traces d'irritation de l'estomac, langue nette, urines normales. Les parents de cette jeune fille m'assurent qu'elle n'a encore fait aucun traitement, ce dont je doute. — Je commençai par modérer l'épigastralgie par quelques applications de sinapisme, et après plusieurs jours d'observation, je prescrivis les eaux de Forges ; la jeune fille prit chaque jour quatre verre d'eau de la source Cardinale, qui fut très bien supportée, très vite absorbée, ce qu'il était facile de reconnaître à la diurèse presque immédiate qu'elle provoquait ; la cure dura trois semaines et donna les résultats suivants. Dès le deuxième jour, suppression des accès de névralgie générale ; il ne reste que la prosopalgie droite, sensiblement atténuée dans ses symptômes constants et dans ses paroxysmes, qui ne sont plus accompagnés de vertige, de faiblesse, de refroidissement général ; au cinquième jour, la névralgie proprement dite a disparu ; il ne reste qu'un endolorissement du côté droit de la langue, l'appétit est revenu, la digestion se fait bien ; les malaises et les maux d'estomac qui venaient quelque temps après le repas ont disparu, elle commence à dormir ; dès ce moment la malade se considère comme guérie. Bientôt, du reste, disparut la teinte jaunâtre de la peau des lèvres et du menton, le bruit de souffle au cœur, et l'endolorissement du bord de la langue. La durée des règles rentra dans les limites (5 jours) qu'elles avaient avant la maladie, et jusqu'à la fin de janvier 1867, cette guérison ne s'est pas démentie

OBSERVATION   V

Névralgie faciale ; syphilis ; amélioration immédiate de la névralgie sous l'influence des eaux de Forges

Madame *** a longtemps, et à plusieurs reprises, souffert de névralgies et praticulièrement de névralgies faciales ; on l'a souvent considérée comme chlorotique et traitée avec succès par les préparations du fer En 1865, elle a eu une violente attaque de rhumatisme articulaire aigu. — A cela près, elle s'est toujours bien portée. Elle est mariée depuis six mois, et depuis ce moment, elle a beaucoup pâli et maigri. Le 15 décembre 1866, elle me consulte pour un retour de névralgie faciale et une vive douleur d'épaule dont elle souffre depuis une quinzaine. La douleur faciale, plus intense la nuit que le jour, a son centre sur le pariétal droit en dedans et en arrière de la bosse pariétale ; toute cette région est endolorie, le moindre attouchement, le simple frôlement des cheveux, provoque des cris, de temps en temps, il part de ce point des élancements douloureux qui s'irradient dans les différentes branches du trijumeau et constituent des accès se répétant cinq ou six fois par jour, à des intervalles irréguliers. La douleur de l'épaule sise sous la clavicule, consiste en une hyperesthésie des muscles grand pectoral et deltoïde ; outre cette douleur musculaire qui est constante, il se développe plusieurs fois par jour en ce point une série d'élancements douloureux à caractère névralgique dont les accès ne coïncident pas avec les paroxysmes de la prosopalgie — Depuis une quinzaine de jours, perte de l'appétit, bouche amère, langue saburrale, urines rares et chargées, sommeil difficile, agité, figure pâle, abattue, décoloration des tissus, souffle anémique au cœur.

Une application de sinapisme enlève la douleur sous-claviculaire et supprime les accès névralgiques de cette région. Je cherche en vain à modérer la douleur temporale par des onctions belladonées, des applications chloroformées sur le cuir chevelu, pendant que les évacuants puis les amers font disparaître l'état saburral.— Le 19 décembre, la langue est nette, les urines normales, et du 19 au 24, j'emploie la morphine à l'intérieur, administrée à doses fractionnées et progressivement croissantes, cela sans aucun bon résultat ; la douleur reste la même, les nuits sont aussi mauvaises et l'inappétence persiste ; je supprime l'opium et prescris l'eau de la source Cardinale à la dose de quatre verres par jour ; dès ce moment la névralgie diminue et à la fin de la première semaine elle avait disparu, le sommeil et l'appétit étaient revenus, néanmoins le traitement hydro-minéral est continué.

9 janvier. Les douleurs n'ont pas reparu, mais la malade a toujours bien mauvaise mine, elle mange, digère et dort bien, cependant elle reste profondément anémique. L'explication de cette anomalie m'est fournie par quelques boutons à l'anus dont elle me parle pour la première fois et qui sont des plaques muqueuses ; induration des ganglions inguinaux et cervicaux postérieurs. Le mari, interrogé, m'apprend qu'il a eu de longs maux de gorge pour lesquels il a subi à Rouen un traitement par des pilules qui ont amené la salivation. Prescription : — l'aire, matin et soir, sur les plaques muqueuses des lotions avec la liqueur de Labarraque, suivies d'application de poudre de calomel. Continuation de l'eau de la Cardinale.

24 février. Depuis quelques jours céphalée nocturne, douleurs rhumatoïdes ; taches érythémateuses sur le devant de la poitrine ; la gorge est rouge et douloureuse, l'état général est resté le même, l'anémie aussi prononcée qu'au début du traitement. Je commence le traitement spécifique.

Remarques — Il n'est pas bien aisé de décider quelle est la nature de cette névralgie ; sa persistance après la disparition de l'embarras gastrique ne permet pas de la rattacher à un état saburral des premières voies ; l'insuccès des applications locales stimulantes ne laisse guère penser qu'elle soit rhumatismale. On sait que les névralgies des anémiques se font davantage sentir le jour, et bénéficient ordinairement du calorique et de l'opium ; c'était tout le contraire chez notre malade. Peut-être pourrait-on admettre une névralgie syphilitique. Mais ceci importe peu pour ce que nous voulons démontrer. Quelle que soit la nature de la névralgie, l'action sédative de l'eau ferrugineuse est manifeste et d'autant plus remarquable qu'elle s'est produite indépendamment de toute modofication heureuse de l'état général.

OBSERVATION VI

Hystérie, accès fébriles; fièvre nerveuse revenant chaque jour depuis une quinzaine d'années; asthénie musculaire, névralgie cervico-brachiale ; amélioration immédiate ; guérison.

Mme D... (de Paris), âgée de 50 ans environ, a toujours vécu dans l'aisance. Sa jeunesse n'a pas été maladive ; elle s'est formée sans peine, à 12 ans, a échappé à la chlorose et n'a jamais eu d'enfant. La maladie qui l'amène aux eaux a débuté peu de temps après le mariage, à la suite de violents chagrins, par des attaques convulsives d'hystérie qui, revenant plusieurs fois par mois, se reproduisirent sans trouble notable de la santé pendant cinq à six ans, puis s'espacèrent et disparurent. Mais Mme D... ne s'en porta pas mieux ; au contraire, elle devint *irritable*, *nerveuse*, et commença à subir toutes les misères de l'hystérie vaporeuse. Dès ce moment ses forces déclinèrent, et depuis, malgré les soins dont elle est entourée, les bonnes conditions hygiéniques, elle n'a cessé d'être névropathique et languissante. Depuis une quinzaine d'années Mme D... est sujette à des accès de fièvre qui reviennent chaque jour, non régulièrement à la même heure, mais plus forts après une fatigue, une contrariété, et composés d'un court stade de froid, allant rarement jusqu'au frisson ; de chaleurs, puis de sueurs durant plus longtemps et se prolongeant parfois toute la nuit. Depuis la cessation des règles, survenue il y a 12 ans, à la suite d'une fluxion de poitrine, ces sueurs sont plus abondantes ; parfois elles sont excessives, pénétrant toutes les parties du lit au point que la malade fume à travers ses couvertures, et la laissant épuisée. — Bien loin que la ménopause ait été pour elle l'occasion d'une meilleure santé, M⁰ᵉ D... note que depuis ce moment son irritabilité nerveuse sa faiblesse ont augmenté. Il lui semble que plus elle va, plus elle souffre. — Il y a huit mois elle a eu une bronchite aiguë apyrétique qui dura six semaines ; elle était si faible que, tout en continuant à boire et à manger comme d'habitude, elle fut forcée tout ce temps de garder le lit. Après cette maladie, M⁰ᵉ D... a notamment engraissé sans devenir plus forte, et a vu céder une constipation opiniâtre dont elle souffrait depuis plus de vingt ans, n'allant guère à la selle qu'à l'aide de la rhubarbe ou par des lavements ; mais les accidents nerveux dont elle est tourmentée depuis si longtemps ne se sont pas amendés. — Depuis deux ou trois mois, elle est atteinte d'une névralgie cervico-brachiale avec points douloureux constants à la partie antérieure du moignon de l'épaule et à la partie externe du bras, avec irradiation dans le creux sus-claviculaire, l'avant-bras et jusqu'au bout des doigts.

Depuis près de trente ans qu'elle est malade, M⁰ᵉ D... n'a pas cessé de se bien soigner. Elle a pris les conseils des meilleurs médecins et suivi bien des traitements. Mais quelques-uns des accidents qui la tourmentent ont été de tout temps particulièrement rebelles ; ainsi, le sentiment de fatigue habituelle, les accès de fièvre et la douleur du bras, qui n'ont, assure-t-elle pu être influencés par aucune médication.

A son arrivée à Forges, M⁰ᵉ D... est dans l'état suivant : elle présente un notable embonpoint ; son visage exprime la souffrance, l'abattement, mais elle n'est pas pâle ; les muqueuses sont bien colorées, il n'existe pas de souffle dans les vaisseaux du cou non plus qu'au cœur, et l'on ne peut dire qu'elle soit anémique. Les accidents qu'elle accuse sont tous ceux que nous avons relatés : une grande impressionabilité, les accès fébriles quotidiens, la douleur du bras, et surtout une faiblesse musculaire extrême, un sentiment continuel de fatigue, de courbature, une sorte de paresse à se remuer. Ce symptôme est constant ; il existe au réveil après une bône nuit ; la prise des aliments ne le diminue pas, et il ne paraît pas que le travail de la digestion l'augmente ; souvent cette fatigue oblige la malade à garder le lit. Depuis quelques semaines qu'elle est plus souffrante, que les nuits sont mauvaises, Mme D…, en est comme anéantie, et les trois premiers jours de son arivée à Forges, elle n'ose quitter l'appartement pour se rendre aux eaux. — Ajoutons que depuis quelque temps Mme D… n'a plus d'appétit ; qu'il y a tendance à la constipation ; cependant la langue est nette le goût intact et les urines normales.

La cure hydro-minérale, commencée le 19 juillet 1867, terminée au 10 août, a consisté en l'usage des eaux en boisson et, à partir du 26 juillet, en douches ferrugineuses froides générales, répétées chaque jour. Les eaux ont été prises avec plaisir et bien supportées ; dès les premiers jours, elles ont amené la diurèse ; les selles rares avant le début de la cure, sont vite redevenues faciles et ont gardé jusqu'à la fin leur couleur normale ; ce n'est qu'aux trois ou quatre derniers jours qu'elles ont pris une teinte foncée, puis noirâtre, en même temps que les urines diminuaient de quantité et que la malade se plaignait de bouffées de chaleur après le repas.

Les effets curatifs sont des plus remarquables. Dès les premiers jours de la cure, amélioration de tous les symptômes. La malade recouvre l'appétit et le sommeil ; les forces reviennent, et elle voit disparaître la fatigue et la paresse musculaires habituelles ; les accès de fièvre diminuent et cessent. — Le 27 juillet, jour de notre second examen, nous trouvons la malade radieuse ; depuis quelques jours la fièvre n'est pas revenue ; elle a retrouvé ses forces et prend plaisir à se promener. Ce résultat, qu'aucun traitement n'a encore amené, la ravit, et elle a repris l'espoir, depuis longtemps perdu, de recouvrer sa santé. Les douleurs du bras ont aussi diminué d'intensité. — Une telle amélioration survenue si brusquement nous paraissait suspecte, et nous ne partagions pas toutes les espérances de la malade. Cependant ce mieux s'est continué, et, à son départ de Forges, Mme D… se jugeait complètement guérie. Elle n'était plus, disait-elle *nerveuse* ; les accès de fièvre n'avaient pas reparu ; elle jouissait de toute sa force et pouvait faire à pied

sans beaucoup de fatigue, des promenades de plusieurs
lieues. Elle ne ressentait qu'un peu de douleur à la partie
externe du bras, douleur continue, sans élancement, et très
aisément supportable, dernier reste de la névralgie cervico-
brachiale. Le jour de son départ, Mᵐᵉ D... nous dit pour la
première fois que, depuis longtemps, elle éprouvait à la
moindre marche de la pesanteur au bas-ventre et aux reins
avec la sensation d'un corps étranger à la vulve. M. Richet
avait diagnostiqué, un cystocèle et prescrit l'emploi d'un
pessaire à air qui n'a pu être supporté. Mᵐᵉ D... est très
étonnée de ne plus rien ressentir de ce côté, même après de
longues promenades, et elle se croit guérie de son infirmité.

État de la malade six mois après la cure. — Le 28 février
1868, Mᵐᵉ D... nous écrivait de Toulon que sa santé conti-
nuait à être bonne, qu'elle avait passé l'hiver sans être obli-
gée de garder le lit un seul jour « chose qui ne lui était pas
arrivée depuis quatorze à quinze ans ». Elle n'avait pas eu
un seul accès de fièvre. La névralgie du bras était tout-à-
fait guérie. Seulement il paraît que la guérison du cystocèle
n'était qu'une illusion. « Toutefois, dit-elle, il y a de ce côté
une amélioration tellement grande qu'une marche de deux
ou trois lieues ne lui fait éprouver aucune impression désa-
gréable. »

OBSERVATION VII

*Vomissements nerveux; amélioration immédiate et
guérison rapide par les eaux de Forges*

Mlle B..., de Compainville, âgée de 26 ans, issue de parents sains, a eu pour la première fois ses règles à 16 ans,
sans douleur ni malaise ; la menstruation n'a pas beaucoup tardé à devenir régulière, et, à part quelques tiraillements d'estomac, quelques douleurs de tête insignifiantes
et passagères, elle s'était toujours bien portée, lorsqu'à 18
ans, elle fut prise, sans cause connue, d'une très-grave affection de l'estomac qui, pendant trois années consécutives,
la rendit tout-à-fait malade, incapable de se livrer à aucune
occupation, et forcée, tant par la faiblesse que par la douleur, à passer une partie de son temps au lit. C'était la dyspepsie avec gastralgie et vomissements. Contre ces accidents bien des médecins furent consultés, bien des traite-

ments suivis : saignées générales et locales, vésicatoires,
opiacés, bismuth, alcalins, ferrugineux, amers, etc., etc.,
sans que rien pût lui procurer quelque soulagement, jusqu'à ce qu'enfin, lassée du régime et des drogues, elle ces
sât tout à fait de se soigner. Au bout de trois années, le mal
disparut peu à peu comme il était venu, sans qu'elle sache
pourquoi. Les symptômes présentés dans 1re première attaque étaient à peu près les mêmes que ceux qu'elle ressent
maintenant, et que nous décrirons plus bas. Notons seulement que, pendant ces trois années de maladie, les accidents restèrent localisés à l'estomac, qu'il n'y eut aucun
trouble des systèmes nerveux et utérin, et qu'enfin, dans
l'anamnèse, rien ne permet de rapporter le développement
du mal à la chlorose ou à l'hystérie. Débarrassée de ses
maux d'estomac, elle ne tarde pas à reprendre des forces,
de la mine, de l'embonpoint et à revenir en parfaite santé.
Il en fut ainsi jusqu'au mois de novembre dernier, où sans
cause appréciable, elle vit peu à peu reparaître les mêmes
accidents

Voici comment les choses se passent le plus souvent. Plusieurs fois par jour, elle est prise de vives douleurs à l'estomac, au dos, accompagnés de battements de cœur, de dyspn-
née et d'un malaise extrême. Si cet accès, dit-elle, survient
à jeun, ou lorsque l'estomac est vide, il dure peu de temps
et est en général supportable ; mais, s'il vient dans les quelques heures qui suivent le repas, il est très violent et dure
jusqu'à ce qu'un vomissement ait vidé l'estomac. Mais tous
les accès ne sont pas identiques ; tantôt c'est la gastralgie
qui prédomine, la malade a plusieurs attaques par jour,
aussi bien à jeun que pendant la digestion ; d'autres fois
c'est la dyspepsie : pendant sept, huit jours, la malade n'a
pas une seule attaque de gastralgie proprement dite ; mais
après chaque repas, elle éprouve pendant cinq, six heures
et plus, une gêne, un malaise, un brisement des forces tels
qu'elle est à peine capable de se tenir debout. Dans d'autres
moments enfin, et cela particulièrement à l'époque des règles, ce sont des vomissements qui la tourmentent : elle vomit tous ses repas peu de temps après les avoir pris. Depuis
le retour de ces accidents, la malade a considérablement
maigri ; elle n'est plus, dit-elle, que l'ombre d'elle-même

Elle n'est capable d'aucun travail et passe la plus grande
partie du jour assise sur son lit. Actuellement elle n'a plus
d'appétit, tout lui répugne, et, comme tout aliment augmente ses souffrances, elle ne vit plus que de potages. —
Langue nette. Constipation opiniâtre. Urines variables, selon le moment où elles sont émises ; celles rendues dans les
quatre ou cinq heures qui suivent le repas sont rares, rouges
et sédimenteuses ; celles rendues dans d'autres conditions,
le matin par exemple, sont normales. L'examen physique
nous fait constater un léger bruit anémique au cœur et de
plus une affection organique (hypertrophie, bruit rude et
très bref, venant immédiatement après le deuxième bruit,
qui est normal, et ayant son maximum à la base et sur le
côté gauche du cœur) ; pas de point latent d'hyperesthésie
musculaire à l'épigastre et le long du rachis ; bruit de cla-
potement stomacal.

Le traitement employé depuis trois mois a consisté en
évacuants, ferrugineux et amers ; il ne paraît pas avoir
amené d'amendement. Avant de faire prendre à cette malade les eaux de Forges, nous l'observons pendant douze jours
la soumettant à un régime convenable, dont les effets curatifs ont été absoluments nuls

Le traitement hydro-minéral est commencé le 8 février
1867, et continué pendant un mois. Il consiste en deux verres d'eau de la source cardinale, le matin à jeun, et un
troisième verre le soir une heure avant le souper. Dès les
premiers jours, diminution des phénomènes dyspeptiques
et gastralgiques ; le troisième jour, l'appétit est revenu et
la malade se sent assez bien pour manger et digérer sans
peine une côtelette de mouton, aliment depuis trois mois
indigeste au premier chef, provoquant de violentes douleurs
d'estomac et des vomissements. Le 15 février, elle se considère comme guérie ; elle commence à reprendre sa vie habituelle, ses occupations de fermière ; elle se remet au régime
commun (fromage, haricots, choux au lard) qu'elle préfère
de beaucoup à celui que j'ai prescrit. Le 29 février, elle est
tout à fait bien ; elle a bonne mine et, dit-elle toutes ses forces ; les maux d'estomac n'ont pas reparu, et elle n'est
venue nous consulter que pour savoir s'il était bien utile de
continuer encore l'eau minérale. — L'examen physique

nous fait constater la disparition du bruit anormal au
deuxième temps et l'absence de tout son hydro-aérique à la
région de l'estomac. (Nous avons plusieurs fois revu cette
malade, dont la guérison ne s'est pas un seul instant démentie. — Février 1868.)

OBSERVATION VIII.

*Vomissements nerveux datant de huit mois, cessant de se
reproduire au quatrième jour du traitement : guérison*

Ernestine R..., âgée de 24 ans, domestique à Argueil,
vient nous consulter, le 13 février 1868, pour des vomissements qui, depuis huit mois, reviennent régulièrement après
chaque repas.

Ernestine nous raconte qu'à part cette maladie elle s'est
toujours très bien portée. Fille d'ouvriers, elle a dû travail-
ler de très bonne heure, mais jamais au delà de ses forces,
et elle n'a jamais connu la misère. Les règles ont paru pour
la première fois à 19 ans, sans douleur ; elles sont peu abondantes et irrégulières. Depuis cinq ans, elle est domestique
dans une ferme où elle est bien nourrie, bien traitée, et où
elle s'estime heureuse. — Au mois de juillet 1867, elle était
en parfaite santé, grosse et grasse, dit-elle, quand, brusquement et sans cause connue, elle fut prise de mal à l'estomac et de vomissements. Depuis ce moment, ces accidents
se répètent chaque fois qu'elle a mangé. Quelques instants
après, dix minutes, un quart d'heure au plus, elle ressent
une vive douleur à l'épigastre et au dos, des envies de vomir
elle rend quelques gorgées d'eaux claires, insipides, ayant
l'aspect du blanc d'œuf cru et enfin les aliments ; puis elle
est soulagée. Quand par hasard, et cela est tout à fait excep-
tionnel, le mal d'estomac ne vient pas dans l'heure qui suit
la prise des aliments, le repas est digéré, et Ernestine sait
qu'elle ne vomira pas. Outre ces accidents gastriques, Ernestine est sujette depuis le commencement du mal, à des
battements de cœur, faisant rarement défaut dans les crises
qui suivent les repas et revenant souvent par accès dans le
cours de la journée, même quand la malade est au repos.
Au début les aliments une fois rejetés, tout malaise cessait.
Ernestine pouvait reprendre ses occupations et le sentiment
de la faim ne reparaissait guère qu'aux heures habituelles

des repas. Mais depuis longtemps il persiste, entre les crises gastralgiques, de la douleur que la malade calme en mangeant quelques bouchées de pain, bientôt rejetées comme les autres aliments.

Le matin au réveil et tant qu'elle est à jeun, ces phénomènes n'existent pas, elle se sent très bien, et aujourd'hui encore, quoiqu'elle ait considérablement maigri et perdu de ses forces, elle est capable à ce moment de se livrer comme les autres servantes aux travaux de la ferme (traire des vaches). Mais dès qu'elle a mangé, les accidents reviennent, son énergie l'abandonne, la moindre fatigue provoque des palpitations assez violentes pour l'obliger à s'arrêter et à s'asseoir, de sorte que le reste du jour elle n'est littéralement bonne à rien. Ses maîtres ne la gardent que par commisération. Ajoutons que le sommeil a toujours été bon, l'appétit vif, les selles normales, la calorification régulière. Depuis le début du mal les règles n'ont paru que deux fois, la dernière menstruation qui a duré une dizaine de jours, très peu abondante, venant de cesser. Notons aussi que ces longues souffrances n'ont pas altéré le caractère de la malade et qu'il n'existe pas de symtôme nerveux autre que ceux mentionnés.

Depuis huit mois qu'elle est malade, Ernestine est en traitement. Tout d'abord et malgré ses dénégations, on la considérait comme enceinte et on lui faisait prendre des poudres ; on a ensuite dirigé le traitement contre le « battement de cœur », puis contre « l'appauvrissement du sang ». Elle a pris ainsi bien des remèdes sur la nature desquels elle ne peut nous renseigner ; elle sait seulement qu'elle a fait usage de plusieurs sortes de préparations ferrugineuses. Du reste, dit-elle, ces remèdes ne lui ont jamais fait ni bien ni mal.

En octobre dernier, ayant cessé depuis une quinzaine de jours tout traitement, elle vit ses vomissements s'arrêter ; mais cette apparente guérison ne dura qu'un mois, les accidents reparurent, et depuis rien n'a pu les modifier.

État actuel, 13 février 1868. Fille très-maigre et très pâle teinte jaune blafarde du visage ; muqueuses décolorées ; pouls petit, misérable ; absence de bruit de souffle au cœur et dans les vaisseaux ; — l'épigastralgie habituelle est le fait de l'hyperesthésie des muscles de la paroi abdominale ; — absence de gargouillement stomacal ; — utérus petit, parfaitement sain ; — leucorrhée vaginale.

Le traitement commencé le 14 février, terminé au cinq mars, consiste en l'eau minérale de Forges (Reinette) prise le matin à jeun à la dose de trois verres. Cependant, la malade ne change en rien sa manière de vivre ; elle continue le régime un peu grossier de la ferme (presque toujours porc ou bœuf bouilli avec choux et pommes de terre), nous avons obtenu seulement qu'au déjeuner le matin, au lieu de pain et fromage, elle prendrait une tasse de chocolat.

Voici quls ont été les résultats : les trois premiers jours, pas de changement notable ; le quatrième, les vomissements cessent, ainsi que les battements de cœur, et ne se reproduisent pas les jours suivants.. Mais la malade souffre de l'estomac pendant plusieurs heures après le repas. Le 20 février, où nous voyons la malade pour la seconde fois, ces douleurs sont insignifiantes. — Ernestine a bien meilleure mine, les yeux ne sont plus excavés et la figure est plus pleine. — Les jours suivants, tout malaise disparaît, mais le 25 (mardi gras) elle se lève fatiguée, courbatue, souffrant des reins et du ventre ; elle boit les eaux avec répugnance, déjeune sans appétit, et quelques instants après, est prise d'épigastralgie et vomit. Les 25, 26 et 27, ces accidents se reproduisent après chaque repas. Chacun de ces jours, Ernestine se lève fatiguée et toute souffrante, ce qui n'arrivait jamais, même aux plus mauvais jours de la maladie. Le 28, elle commence l'usage de la Cardinale, et les accidents ne reviennent plus. Le 5 mars, Ernestine est très bien ; elle n'a plus aucune douleur, aucun malaise, elle a bonne mine, son appétit est excessif ; c'est en vain que nous l'engageons à continuer les eaux, elle se considère comme tout à fait guérie et cesse le traitement....

Le 2 avril, nous avons appris par la mère de la malade que cete guérison ne s'était pas démentie.

Les observations qui précèdent nous paraissent mettre hors de doute l'action calmante sédative exercée immédiatement et directement par les eaux de Forges sur certains accidents nerveux ; les obs. IV, V, VII, et VIII recueillies sur des gens du pays, nous semblent, par cela même, tout à fait démonstratives. En effet, les malades ayant pris les eaux sans changer de lieux, de régime, de genre de vie, on ne peut invoquer ici cette fin de non-recevoir, trop souvent objectée aux succès des médecins hydrologistes, que le voyage, le changement d'air, les distractions, etc. ont fait plus pour le résultat que les eaux. Aucun de nos malades n'avait échappé à l'anémie, cette compagne habituelle des maladies chroniques ; mais bien évidemment, chez la plupart, l'anémie était secondaire et consécutive, et dans tous les cas, l'amélioration a été si rapide qu'il n'est guère possible de la faire dépendre d'un changement dans la constitution du sang ; dans la cinquième observation d'ailleurs, on voit la douleur névralgique se calmer et disparaître sans que l'état cachectique de la malade ait en rien diminué.

Si maintenant nous recherchons comment ont agi les eaux de Forges, nous sommes amenés à conclure que c'est par le fer et seulement par le fer, qui les minéralise. Ee effet, nous ne pouvons invoquer l'action de la basse température de ces eaux (6 à 7 degrés centigrades). Le froid, sans doute, est le type des sédatifs ; mais comme le font remarquer Trousseau et Pidoux, c'est moins dans les lésions de la sensibilité que dans celles de la contractilité et de la caloricité que la médication réfrigérante est opportune (1) : les auteurs qui, à l'exemple de Pomme et de Tissot, ont le plus vanté les bons effets de l'eau froide prise en boisson dans le traitement des maladies vaporeuses, c'est-à-dire de l'hystérie et l'hypocondrie, étaient loin, bien loin de se borner à son usage dans la pratique, et c'est en vain qu'on cherche dans leurs œuvres des observations de guérison ou d'amélioration des affections qui nous occupent, réalisées par *ce* seul agent. Mais, bien plus, *frigus nervis inimicum*, et nous sommes porté à penser que, dans certains cas, cette basse température a plus d'un inconvénient. Nous avons traité, cette année (1867), une dame atteinte de névralgies multiples, à qui l'eau de Forges donnait des accès de névralgies dentaires, qu'elle n'avait jamais ressenties, et qui n'ont pas reparu, dès que sur notre conseil, elle eut fait usage de l'eau minérale tiédie. Pour en revenir à nos mala-

---

(1) Thérapeutique, 6e édit., t. II, p. 695.

dés, nous ferons remarquer que l'action sédative de l'eau ne peut nullement être attribuée à sa basse température chez les sujets des observations IV, V, VII et VIII qui se servaient d'eau transportée et prise à la température de la chambre.

Pouvons-nous accorder une part plus grande à l'action de l'acide carbonique, dont l'eau de Forges contient en combinaison une faible quantité (1/4 de volume) ? Mais l'acide carbonique est un des éléments les plus constants des eaux minérales, c'est à peine si, en France, l'on connaît cinq ou six sources qui en soient complètement privées ; et, d'ailleurs l'expérience de chacun n'a-t-elle pas suffisamment appris que les eaux simplement gazeuses sont loin de donner de semblables résultats.

D'autre part, les diverses analyses des eaux de Forges ont montré que ces eaux sont exclusivement ferrugineuses ; à part le fer, la chimie n'y constate que les sels les plus insignifiants et aux doses les plus minimes ; 20 centigrammes par litre, c'est-à-dire moins de matériaux que n'en contient l'eau que nous buvons à nos repas et qui sert à tous nos usages domestiques. Les expériences directes de M. Cisseville ont prouvé qu'elles ne contiennent pas d'arsenic... Nous sommes donc forcé de conclure que c'est au fer, et rien qu'au fer qu'il faut rapporter tout l'honneur de leurs cures.

Et quoi ! une aussi faible quantité de fer, n'ayant en aucun cas atteint la dose journalière de 5 centigrammes, a pu dès l'abord amener une sédation aussi remarquable d'accidents nerveux invétérés et rebelles aux sédatifs les plus puissants !... Il faut bien l'admettre, et d'ailleurs il est facile de montrer que cette dose n'est insignifiante qu'en apparence. En effet, lorsqu'on fait usage des préparations martiales ordinaires, on sait qu'en aucune circonstance, la masse de fer administrée n'est complètement absorbée ; qu'au contraire, la quantité livrée à l'absorption, variable selon la nature du produit employé, est toujours extrêmement faible. Il résulte des patientes investigations de Quévenne (1) que, pour introduire dans le suc gastrique 5 cen-

(1) Mémoire sur l'action physiol. et thérap. des ferrugineux. Voy. le tableau des équivalents physiologiques, etc.

tigrammes de fer métallique, il faut employer de fer rédu't 1/2 gramme ; de carbonate de fer sec, 1 gram. ; de lactate de fer, 1 gr. 20 ; et de safran de mars près de 3 gram. Or:

Avec de l'eau de Forges, lorsqu'elle est convenablement prise et qu'il n'existe aucune contre-indication à son emploi, la totalité du fer ingéré est absorbé, on n'en trouve pas de trace dans les selles.

Ce fait est capital et caractéristique ; il donne la raison de la grande activité des eaux de Forges. Un litre d'eau de la Cardinale, prise dans les conditions indiquées, introduisant dans le sang 5 c. 8 de fer métallique, se trouve ainsi être l'*équivalent physiologique* de plus de 1/2 gr. de fer réduit, de 1 gramme de carbonate de fer sec, de 1 gr. 20 de lactate, et de 3 grammes de safran de mars. Le même fait permet aussi d'expliquer pourquoi les eaux de Forges ont si vite et si bien agi, alors que d'autres préparations ferrugineuses, souvent variées et prises avec persévérance, n'avaient donné aucun bon résultat. Si l'on se rappelle que l'absorption du fer n'est pas un fait constant, fatal dans la médication chalybée, que souvent, très souvent les masses de fer ingérées sont rendues intégralement dans les selles (2) n'est-il pas vraisemblable que, dans les cas dont nous parlons, où précisément on constate la coïncidence de troubles fonctionnels sérieux de la digestion, le remède n'a pas agi parce qu'il n'a pas été introduit dans le sang et mis ainsi à même d'exercer ses vertus curatives ?

Ces points établis, il faudrait rechercher dans quelles circonstances les eaux de Forges déploient cette action sédative immédiate ; si elle est obtenue dans tous les cas indistinctement ou seulement dans certaines conditions *nosologiques* ou autres ? Nous ne sommes pas en mesure d'élucider *a posteriori* et par des faits positifs cette question d'indication et de contre-indication ; nous ferons seulement remarquer qu'il ressort des faits relatés dans ce travail que cette action peut se manifester en dehors de la chlorose et de l'anémie, et, pour aujourd'hui, nous voulons nous borner à la constatation pure et simple du fait.

(2) Témoin les expériences de Brück (de Driburg), in Journ. des connais. méd. chirurg., t. IV, p. 316 (citation empruntée à Trousseau et Pidoux) ; et celles plus concluantes encore de Cl. Bernard, leçons faites au Collège de France (Union méd. 1854).